El Libro De Cocina Para Principiantes De La Dieta Cetogénica 2021

Recetas cetogénicas simples, fáciles e irresistibles bajas en carbohidratos y sin gluten para bajar de peso

Allison Rivera
Estrella Blanco

Tabla ocontenido

RECETAS DE BATIDOS Y DESAYUNO

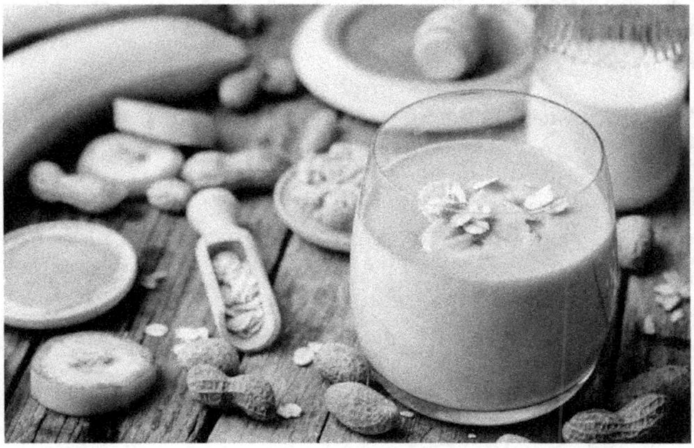

Pollo de coco cuajado

Tiempo de preparación: 10 minutos

Tiempo de cocción: 6 horas Servir: 8

ingredientes:

- 6 muslos de pollo
- 14.5 oz de leche de coco
- 1/2 cucharada de curry en polvo
- 3 dientes de ajo picados
- 1 cebolla en rodajas
- 1 cucharada de aceite de oliva
- 2 cebolla verde en rodajas
- 3 cucharadas de cilantro fresco, picado
- 3 tazas de caldo de pollo
- 1/4 cucharadita de pimienta
- 1 cucharadita de sal

Indicaciones:

1. Agregue aceite a la crockpot.
2. Agregue todos los ingredientes excepto la cebolla verde y el cilantro en la olla de roca y revuelva bien.
3. Cubra y cocine en alto durante 6 horas.
4. Sirva y disfrute.

Valor nutricional (cantidad por porción):

Calorías 332

Grasa 25 g

Carbohidratos 8 g

Azúcar 3 g

Proteína 24 g

Colesterol 65 mg

Chaffle de pan de ajo cursi

Tiempo: 15 minutos Saque: 2

Ingredientes:

- **1 huevo, ligeramente batido**
- **1 cucharadita de perejil picado**
- **2 cucharadas de queso parmesano rallado**
- **1 cucharada de mantequilla, derretida**
- **1/4 cucharadita de ajo en polvo**
- **1/4 cucharadita de polvo de hornear, sin gluten**
- **1 cucharadita de harina** de coco
- **1/2 taza de queso** cheddar **rallado**

Instrucciones:

1. Precalentar a tu fabricante de gofres.

2. En un tazón, bate el huevo, el ajo en polvo, el polvo de hornear, la harina de coco y el queso cheddar hasta que estén bien combinados.

3. Rocíe el fabricante de gofres con spray de cocina.

4. Vierta la mitad de la masa en la olla caliente y cocine durante 3 minutos o hasta que esté listo. Repita con la masa restante.

5. Cepille los asbestos con mantequilla derretida.

6. Coloque los asbes en la bandeja para hornear y cubra con queso parmesano y asado hasta que el queso se derrita.

7. Decorar con perejil y servir.

Nutrición: Calorías 248 Grasa 19.4 g
Carbohidratos 5.4 g Azúcar 1 g

Keto Oreo Chaffles

Tiempo de preparación: 13 minutos Tiempo de cocción: 28 minutos Porciones: 4

Ingredientes:

Para los rozadurasOreo:

- **2 huevos batidos**
- **1 taza de queso mozzarella** finamente rallado
- **2 cucharadas de harina** de almendras
- **1 cucharada de cacao oscuro sin endulzar en polvo**
- **2 cucharadas de eritritol**
- **1 cucharada de queso crema, suavizado**
- **1/2 cucharadita de extracto** de vainilla

Para el esmalte:

- **1 cucharada de azúcar de confitero desviado**
- **1 cucharadita de agua**

Indicaciones:

1. **Precalentar la plancha de gofres.**

2. **En un tazón mediano, combine todos los ingredientes de los rozaduras** Oreo **hasta que se mezclen adecuadamente.**

3. **Abra la plancha y vierta un cuarto de la masa. Cierre la plancha y cocine hasta que esté crujiente, 7 minutos.**

4. **Retire el chaffle en** un plato **y reserve.**

5. **Haz 3 chaffles** más **con** la masa restante **y transfiéralo a un plato para enfriar.**

Para el esmalte:

1. **En un bol pequeño, bate el azúcar y** el agua del confitero hasta **que quede suave.**

2. **Rocía un poco del glaseado sobre cada rozadura y sirve después.**

Nutrición: Calorías 50; Grasas 3. 64 g; Carbohidratos 1.27g; Carbohidratos Netos 0.77g; Proteína 3.4g

Palitos de chaffle de pepinillo frito

Tiempo de preparación: 10 minutos Tiempo de cocción: 28 minutos Porciones: 4

Ingredientes:

- **1 huevo batido**
- **1/4 de taza de cortezas** de cerdo
- **1/2 taza de queso mozzarella** finamente rallado
- **1/2 cucharada de jugo** de pepinillo
- **8 rodajas finas de pepinillo, con palmaditas** con una toalla de papel

Instrucciones:

1. **Precalentar la plancha de gofres.**
2. **En un tazón mediano, combine el huevo, las cortezas de cerdo, el queso mozzarella y el jugo de pepinillo.**
3. **Abra la plancha y vierta 2 cucharadas de la mezcla, colóquela dos rodajas de pepinillo encima y cubra con 2 cucharadas de la masa.**
4. **Cierre la plancha y cocine hasta que esté marrón y crujiente, 7 minutos.**
5. **Retire el chaffle en** un plato **y reserve.**
6. **Hacer 3 chaffles** más de la misma manera, utilizando los ingredientes **restantes.**
7. **Corta los chaffles en palos y sirve después con** salsa de **queso.**

Nutrición: Calorías 68; Grasas 4.17g; Carbohidratos 2.2g; Carbohidratos Netos 2.0g; Proteína 5.25g

Palitos churro de calabaza y canela

Tiempo de preparación: 10 minutos Tiempo de cocción: 14 minutos Porciones: 2

Ingredientes:

- **3 cucharadas de harina** de coco
- **1/4 de taza de puré de** calabaza
- **1 huevo batido**
- **1/2 taza de queso mozzarella** finamente rallado
- **2 cucharadas de jarabe** de arce sin azúcar + más para servir
- **1 cucharadita de polvo** de hornear
- **1 cucharadita de extracto** de vainilla
- **1/2 cucharadita de condimento de especias de** calabaza
    - **1/8 cucharadita de sal**
    - **1 cucharada de canela en polvo**

Instrucciones:

1. **Precalentar la plancha de gofres.**

2. **Mezcle todos los ingredientes en un tazón mediano hasta que estén bien combinados.**

3. **Abra el hierro y agregue la mitad de la mezcla. Cierre y cocine hasta que estén dorados y crujientes, 7 minutos.**

4. **Retire el chaffle en un plato y haga 1 más** con la masa **restante.**

5. **Corta cada paja en palos, rocía la parte superior con más jarabe de arce y sirve después.**

Nutrición: Calorías 219; Grasas 9.72g; Carbohidratos 8.64g; Carbohidratos Netos 4.34g; Proteína 25.27g

Chaffle de hamburguesa con queso

Tiempo de preparación: 15 minutos Tiempo de cocción: 15 minutos Porciones: 2

Ingredientes:

- 1 libra de carne molida
- 1 cebolla picada
- 1 cucharadita de perejil picado
- 1 huevo batido
- Sal y pimienta al gusto
- 1 cucharada de aceite de oliva
- 4 rozaduras básicas
- 2 hojas de lechuga
- 2 rebanadas de queso
- 1 cucharada de pepinillos de eneldo
- salsa de tomate

- mayonesa

Instrucciones:

1. En un tazón grande, combine la carne molida, la cebolla, el perejil, el huevo, la sal y la pimienta.
2. Mezcle bien.
3. Forma 2 empanadas gruesas.
4. Agregue el aceite de oliva a la sartén.
5. Coloque la sartén a fuego medio.
6. Cocine la hamburguesa durante 3 a 5 minutos por lado o hasta que esté completamente cocida.
7. Coloque la hamburguesa encima de cada paja.
8. Cubra con lechuga, queso y pepinillos.
9. Chorro de ketchup y mayonesa sobre la hamburguesa y verduras.
10. 1Top con otro chaffle.

Nutrición:

Calorías 325 Grasa total 16.3g Grasa saturada 6.5g Colesterol 157mg Sodio 208mg Carbohidratos totales 3g Fibra dietética 0.7g Azúcares totales 1.4g Proteína 39.6g Potasio 532mg

Choferes de bolas de salchichas

Tiempo de preparación: 15 minutos Tiempo de cocción: 28 minutos Porciones: 4

Ingredientes:

- Salchicha italiana de 1 libra, desmoronada
- 3 cucharadas de harina de almendras
- 2 cucharaditas de polvo de hornear
- 1 huevo batido
- 1/4 de taza de queso parmesano finamente rallado
- 1 taza de queso cheddar finamente rallado

Instrucciones:

1. Precalentar la plancha de gofres.
2. Vierta todos los ingredientes en un tazón

mediano y mezcle bien con las manos.

3. Abra la plancha, engrase ligeramente con spray de cocina y agregue 3 cucharadas de la mezcla de salchichas. Cierre la plancha y cocine durante 4 minutos.

4. Abra la plancha, voltee los toba y cocine aún más durante 3 minutos.
5. Retire el chaffle en un plato y haga 3 más usando el resto de la mezcla.

6. Corta cada paja en palos o cuartos y disfruta después.

Nutrición: Calorías 465; Grasas 33.5g; Carbohidratos 10.87g; Carbohidratos Netos 7.57g; Proteína 32.52g

Chaffles de pan de ajo

Tiempo de preparación: 10 minutos Tiempo de cocción: 14 minutos Porciones: 2

Ingredientes:

- **1 huevo batido**
- **1/2 taza de queso mozzarella** finamente rallado
- **1 cucharadita de condimento** italiano
- **1/2 cucharadita de ajo en polvo**
- **1 cucharadita de queso crema** con sabor a cebollino

Instrucciones:

1. **Precalentar la plancha de gofres.**
2. **Mezcle todos los ingredientes en un tazón mediano hasta que estén bien combinados.**
3. **Abra el hierro y agregue la mitad de la mezcla. Cierre y cocine hasta que estén dorados y crujientes, 7 minutos.**
4. **Retire el chaffle** en un plato y haga uno segundo con la masa **restante.**

5. **Corta cada paja en palos o cuartos y disfruta después.**

Nutrición: Calorías 51; Grasas 3.56g; Carbohidratos 1.57g; Carbohidratos Netos 1.27g; Proteína 3.13g

Alitas de pollo al horno

Tiempo de preparación: 10 minutos Tiempo de cocción: 50 minutos

Saque: 4

ingredientes:

- 2 libras de alitas de pollo
- 1 cucharada de condimento de pimienta de limón
- 2 cucharadas de mantequilla, derretida
- 4 cucharadas de aceite de oliva

Indicaciones:

1. Precaliente el horno a 400 F.
2. Tira alitas de pollo con aceite de oliva.
3. Coloca alitas de pollo en una bandeja para hornear y hornea durante 50 minutos.
4. En un tazón pequeño, mezcle el condimento de pimienta de limón y la mantequilla.
5. Retire las alas del horno y cepillar con mantequilla y mezcla de condimentos.
6. Sirva y disfrute.

Valor nutricional (cantidad por porción):

Calorías 606

Grasa 36 g

Carbohidratos 1 g

Azúcar 0 g

Proteína 65 g

Colesterol 217 mg

Picaduras de guacamole chaffle

Tiempo de preparación: 10 minutos Tiempo de cocción: 14 minutos Porciones: 2

Ingredientes:

- **1 nabo grande, cocido y machacado**
- **2 rodajas de tocino, cocidas y finamente picadas**
- **1/2 taza de queso** Monterey Jack finamente rallado
- **1 huevo batido**
- **1 taza de guacamole para cobertura**

Instrucciones:

1. **Precalentar la plancha de gofres.**
2. **Mezcle todos los ingredientes excepto el guacamole en un tazón mediano.**
3. **Abra el hierro y agregue la mitad de la mezcla. Cierre y cocine durante 4 minutos. Abra la tapa, voltee el chaffle y cocine aún más hasta que esté dorado y crujiente, 3 minutos.**

4. **Retire el chaffle en un plato y haga otro** de la **misma manera.**

5. **Corta cada paja en cuñas, cubre con el guacamole y sirve después.**

Nutrición: Calorías 311; Grasas 22.52g; Carbohidratos 8.29g; Carbohidratos Netos 5.79g; Proteína 13.62g

Chaffle de calabacín crujiente

Tiempo: 20 minutos Saque: 8

Ingredientes:

- 2 huevos, ligeramente batidos
- 1 diente de ajo picado
- 1 1/2 cucharada de cebolla picada
- 1 taza de queso cheddar rallado
- 1 calabacín pequeño, rallado y exprimido todo el líquido

Instrucciones:

1. Precalentar a tu fabricante de gofres.
2. En un tazón, mezcle los huevos, el ajo, la cebolla, el calabacín y el queso hasta que estén bien combinados.
3. Rocíe el fabricante de gofres con spray de cocina.
4. Vierta 1/4 de taza de masa en el fabricante de gofres calientes y cocine durante 5 minutos o hasta que se dore.

Repita con la masa restante.

5. **Sirva y disfrute.**

Nutrición: Calorías 76 Grasa 5.8 g
Carbohidratos 1.1 g Azúcar 0.5 g
Proteína 5.1 g Colesterol 56 mg

Pollo con brócoli de espinacas

Tiempo de preparación: 10 minutos Tiempo de cocción: 10 minutos Servir: 4

ingredientes:

- Pechugas de pollo de 1 libra, cortadas en trozos
- Queso crema de 4 oz
- 1/2 taza de queso parmesano rallado
- 2 tazas de espinaca bebé
- 2 tazas de floretes de brócoli
- 1 tomate picado
- 2 dientes de ajo picados
- 1 cucharadita de condimento italiano
- 2 cucharadas de aceite de oliva
- pimienta
- sal

Indicaciones:

1. Caliente el aceite en una cacerola a fuego medio-alto.
2. Agregue el pollo, sazone con pimienta, condimento italiano y sal y saltee durante 5 minutos o hasta que el pollo se cocine.
3. Agregue el ajo y saltee un minuto.
4. Agregue el queso crema, el queso parmesano, la espinaca,

el brócoli y el tomate y cocine durante 3-4 minutos más.

5. Sirva y disfrute.

Valor nutricional (cantidad por porción):

Calorías 444

Grasa 28 g

Carbohidratos 5,9 g

Azúcar 1,4 g

Proteína 40 g

Colesterol 140 mg

RECETAS DE CERDO, CARNE DE RES Y CORDERO

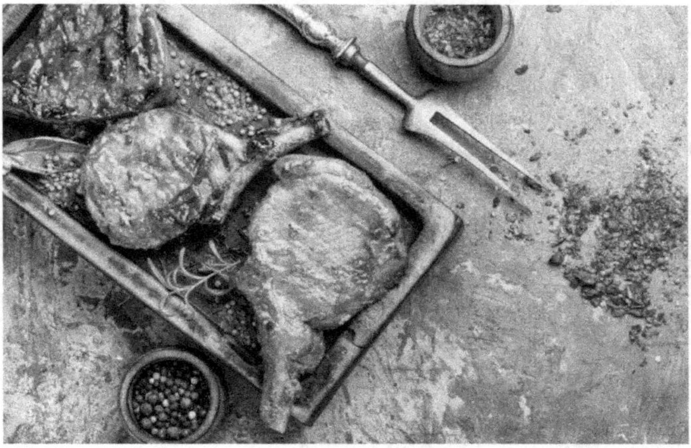

Chuletas de cerdo de hierbas

Tiempo de preparación: 10 minutos Tiempo de cocción: 30 minutos Servir: 4

ingredientes:

- 4 chuletas de cerdo, deshuesadas
- 1 cucharada de aceite de oliva
- 2 dientes de ajo picados
- 1 cucharadita de romero seco, triturado
- 1 cucharadita de orégano
- 1/2 cucharadita de tomillo
- 1 cucharada de romero fresco, picado
- 1/4 cucharadita de pimienta
- 1/4 cucharadita de sal

Indicaciones:

1. Precalentar el horno 425 F.
2. Sazona las chuletas de cerdo con pimienta y sal y reserva.
3. En un tazón pequeño, mezcle el ajo, el aceite, el romero, el orégano, el tomillo y el romero fresco y frote sobre las chuletas de cerdo.
4. Coloque las chuletas de cerdo en la bandeja para

hornear y asar durante 10 minutos.

5. Convierte el fuego a 350 F y asa durante 25 minutos más.
6. Sirva y disfrute.

Valor nutricional (cantidad por porción):

Calorías 260

Grasa 22 g

Carbohidratos 2,5 g

Azúcar 0 g

Proteína 19 g

Colesterol 65 mg

RECETAS DE MARISCOS Y PESCADOS

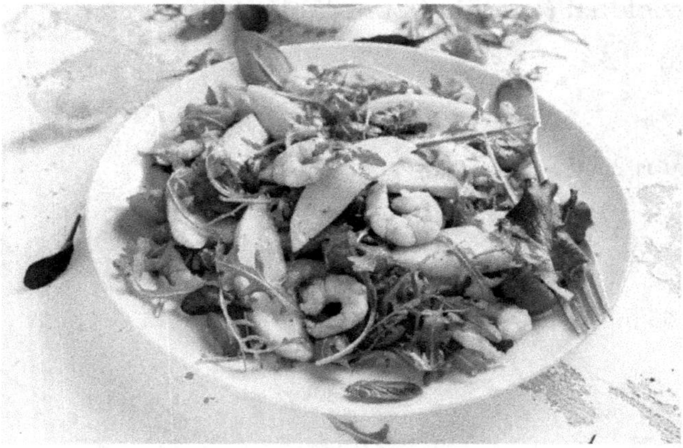

Judías verdes asadas

Tiempo de preparación: 10 minutos Tiempo de cocción: 25 minutos

Saque: 4

ingredientes:

- 1 libra de judías verdes congeladas
- 1/4 cucharadita de hojuelas de pimiento rojo
- 1/4 cucharadita de ajo en polvo
- 2 cucharadas de aceite de oliva
- 1/2 cucharadita de cebolla en polvo
- 1/2 cucharadita de pimienta
- 1/2 cucharadita de sal

Indicaciones:

1. Precalentar el horno a 425 F.
2. En un tazón grande, agregue todos los ingredientes y mezcle bien.
3. Esparce la bandeja para hornear frijoles verdes y hornea durante 30 minutos.
4. Sirva y disfrute.

Valor nutricional (cantidad por porción):

Calorías 95

Grasa 7 g

Carbohidratos 9 g

Azúcar 2 g

Proteína 2 g

Colesterol 0 mg

COMIDAS SIN CARNE

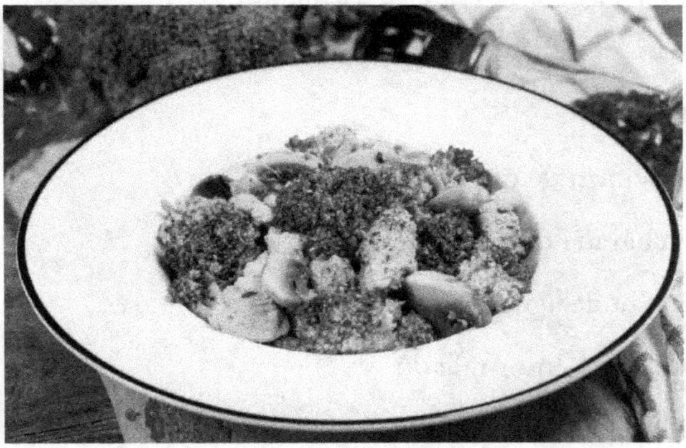

Delicioso Risotto de calabaza

Tiempo de preparación: 10 minutos Tiempo de cocción: 5 minutos Servir: 1

ingredientes:

- 1/4 de taza de calabaza rallado
- 1 cucharada de mantequilla
- 1/2 taza de agua
- 1 taza de coliflor rallado
- 2 dientes de ajo picados
- 1/8 cucharadita de canela
- pimienta
- sal

Indicaciones:

1. Derretir la mantequilla en una sartén a fuego medio.
2. Agregue el ajo, la coliflor, la canela y la calabaza en la sartén y sazone con pimienta y sal.
3. Cocine hasta que se ablande ligeramente. Agregue el agua y cocine hasta que esté listo.
4. Sirva y disfrute.

Valor nutricional (cantidad por porción):

Calorías 155

Grasa 11 g

Carbohidratos 11 g

Azúcar 4,5 g

Proteína 3,2 g

Colesterol 30 mg

SOPAS, GUISOS Y ENSALADAS

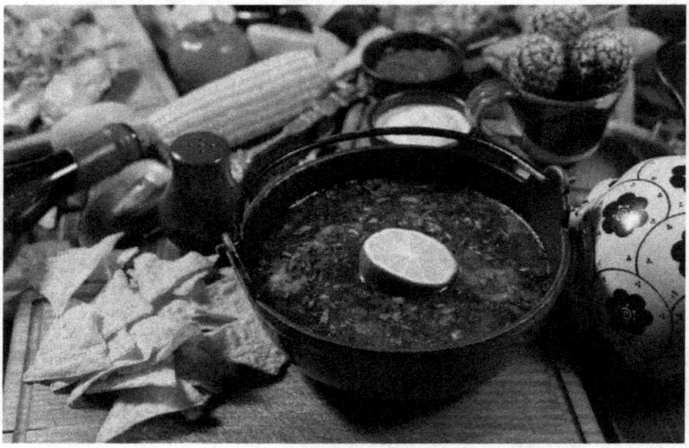

Sopa cremosa de coliflor

Tiempo de preparación: 10 minutos Tiempo de cocción: 25 minutos Servir: 4

ingredientes:

- 1/2 cabeza de coliflor picada
- 1/2 cucharadita de ajo en polvo
- 1/4 de taza de cebolla cortada en cubos
- 1/4 cucharada de aceite de oliva
- 2 dientes de ajo picados
- 15 oz de caldo de verduras
- 1/4 cucharadita de pimienta
- 1/2 cucharadita de sal

Indicaciones:

1. Caliente el aceite de oliva en una cacerola a fuego medio.
2. Agregue la cebolla y el ajo y saltee durante 4 minutos.
3. Agregue la coliflor y el caldo y revuelva bien. Llevar a ebullición.
4. Cubra la sartén con tapa y cocine a fuego lento durante 15 minutos.
5. Sazona con ajo en polvo, pimienta y sal.
6. Puré la sopa usando licuadora hasta que quede suave.
7. Sirva y disfrute.

Valor nutricional (cantidad por porción):

Calorías 41

Grasa 2 g

Carbohidratos 4 g

Azúcar 2 g

Proteína 3 g

Colesterol 0 mg

BRUNCH Y CENA

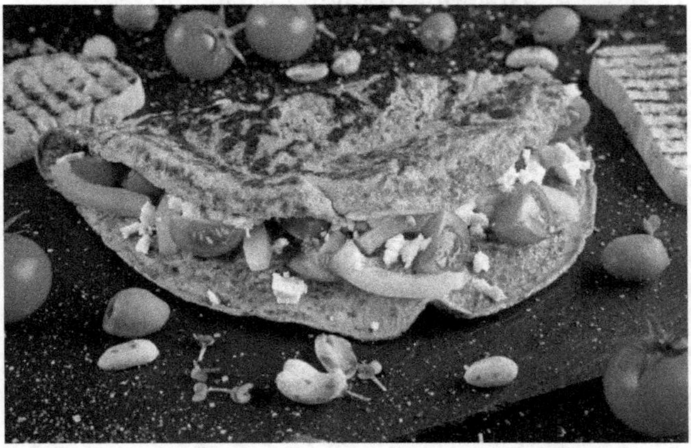

Muffins proteicos

Tiempo de preparación: 10 minutos Tiempo de cocción: 15 minutos

Saque: 12

ingredientes:

- 8 huevos
- 2 cucharadas de proteína de vainilla en polvo
- 8 oz de queso crema
- 4 cucharadas de mantequilla, derretida

Indicaciones:

1. En un tazón grande, combine el queso crema y la mantequilla derretida.
2. Agregue los huevos y las proteínas en polvo y bata hasta que estén bien combinados.
3. Vierta la masa en la sartén engrasada.
4. Hornee a 350 F durante 25 minutos.
5. Sirva y disfrute.

Valor nutricional (cantidad por porción):

Calorías 149

Grasa 12 g

Carbohidratos 2 g

Azúcar 0,4 g

Proteína 8 g

Colesterol 115 mg

Gofres saludables

Tiempo de preparación: 10 minutos Tiempo de cocción: 10 minutos

Saque: 4

ingredientes:

- 8 gotas de stevia líquida
- 1/2 cucharadita de bicarbonato de sodio
- 1 cucharada de semillas de chía
- 1/4 de taza de agua
- 2 cucharadas de mantequilla de semillas de girasol
- 1 cucharadita de canela
- 1 aguacate, pelado, deshuesado y machacado
- 1 cucharadita de vainilla
- 1 cucharada de jugo de limón
- 3 cucharadas de harina de coco

Indicaciones:

1. Precalentar la plancha de gofres.
2. En un tazón pequeño, agregue el agua y las semillas de chía y remoje durante 5 minutos.
3. Mezcle la mantequilla de semillas de girasol, el jugo de limón, la vainilla, la stevia, la mezcla de chía y el aguacate.
4. Mezcle la canela, el bicarbonato de sodio y la harina de coco.

5. Agregue los ingredientes húmedos a los ingredientes secos y mezcle bien.
6. Vierta la mezcla de gofres en la plancha de gofre caliente y cocine a cada lado durante 3-5 minutos.
7. Sirva y disfrute.

Valor nutricional (cantidad por porción):

Calorías 220

Grasa 17 g

Carbohidratos 13 g

Azúcar 1,2 g

Proteína 5,1 g

Colesterol 0 mg

POSTRES Y BEBIDAS

Blackberry Pops

Tiempo de preparación: 10 minutos Tiempo de cocción: 10 minutos

Saque: 6

ingredientes:

- 1 cucharadita de stevia líquida
- 1/2 taza de agua
- 1 hoja fresca de salvia
- 1 taza de moras

Indicaciones:

1. Agregue todos los ingredientes a la licuadora y licúe hasta que estén suaves.
2. Vierta la mezcla mezclada en los moldes de paletas de hielo y colóquela en el refrigerador durante la noche.
3. Sirva y disfrute.

Valor nutricional (cantidad por porción):

Calorías 10

Grasa 0,1 g

Carbohidratos 2.3 g

Azúcar 1,2 g

Proteína 0,3 g

Colesterol 0 mg

RECETAS DE DESAYUNO

Clementina y Pistacho Ricotta

S

erves: 1

Tiempo de preparación: 10 minutos

ingredientes

- 2 cucharaditas de pistachos picados
- 1/3 taza de ricotta
- 2 fresas
- 1 cucharada de mantequilla, derretida
- 1 clementina pelada y segmentada

Indicaciones

1. Pon la ricotta en un tazón para servir.
2. Cubra con segmentos de clementina, fresas, pistachos y mantequilla para servir.

Cantidad nutricional por porción

Calorías 311

Grasa total 25.1g 32% Grasa saturada 15.1g 76%

Colesterol 71mg 24%

Sodio 243mg 11%

Carbohidratos totales 12.7g 5% Fibra dietética 1.2g 4%

Azúcares totales 7.1g Proteína 10.7g

APERITIVOS Y POSTRES

Rodajas de berenjena de ajo picante asada

Servicios: 4

Tiempo de preparación: 35 minutos

ingredientes

- 2 cucharadas de aceite de oliva
- 1 berenjena, cortada en rodajas
- 1 cucharadita de ajo en polvo
- Sal y pimienta roja
- 1/2 cucharadita de condimento italiano

Indicaciones

1. Precaliente el horno a 4000F y forre una bandeja para hornear con papel pergamino.
2. Coloca las rodajas de berenjena en una bandeja para hornear y rocía con aceite de oliva.
3. Sazona con condimento italiano, ajo en polvo, sal y pimiento rojo.
4. Transfiéralo al horno y hornea durante unos 25 minutos.
5. Retirar del horno y servir caliente.

Cantidad nutricional por porción

Calorías 123

Grasa total 9.7g

12% Grasa saturada

1.4g 7% Colesterol

0mg 0%

Sodio 3mg 0%

Carbohidratos totales

10g 4% Fibra dietética

5.6g 20% Azúcares

totales 4.9g

Proteína 1.7g

RECETAS DE CARNE DE CERDO Y CARNE DE RES

Cerdo con guiso de calabaza con mantequilla

Servicios: 4

Tiempo de preparación: 40 minutos

ingredientes

Calabaza de mantequilla de 1/2 libra, pelada y en cubos

- 1 libra de cerdo magro
- 2 cucharadas de mantequilla
- Sal y pimienta negra, al gusto
- 1 taza de caldo de carne de res

Indicaciones

- Ponga la mantequilla y el cerdo magro en una sartén y cocine durante unos 5 minutos.
- Agregue la calabaza con mantequilla, el caldo de carne de res y

sazone con sal y pimienta negra.

- Cubra con la tapa y cocine durante unos 25 minutos a fuego medio-bajo.
- Despacha a un tazón y sirve caliente.

Cantidad nutricional por porción

Calorías 319

Grasa total 17.1g 22% Grasa saturada 7.9g 39% Colesterol 105mg 35%

Sodio 311mg 14%

Carbohidratos totales 6.7g 2% Fibra dietética 1.1g 4%

Azúcares totales 1.3g Proteína 33.7g

RECETAS DE MARISCOS

Vieiras de limón ajo

Servicios: 6

Tiempo de preparación: 30 minutos

ingredientes

- 2 libras de vieiras
- 3 dientes de ajo picados
- 5 cucharadas de mantequilla, dividida
- Hojuelas de pimiento rojo, sal kosher y pimienta negra
- 1 limón, ralladura y jugo

Indicaciones

1. Caliente 2 cucharadas de mantequilla a fuego medio en una sartén grande y agregue vieiras, sal kosher y pimienta negra.
2. Cocine durante unos 5 minutos por lado hasta que estén dorados y transfiéralo a un plato.
3. Caliente la mantequilla restante en una sartén y agregue el ajo y las hojuelas de pimiento rojo.
4. Cocine durante aproximadamente 1 minuto y agregue

el jugo de limón y la ralladura.

5. Devuelve las vieiras a la sartén y revuelve bien.
6. Despacha en un plato y sirve caliente.

Cantidad nutricional por porción

Calorías 224

Grasa total 10.8g 14% Grasa saturada 6.2g 31% Colesterol 75mg 25%

Sodio 312mg 14%

Carbohidratos totales 5.2g 2% Fibra dietética 0.4g 1%

Azúcares totales 0.3g Proteína 25.7g

VEGANO Y
VEGETARIANO

Crema de Limón Bok Choy

Servicios: 4

Tiempo de preparación: 45 minutos Ingredientes

- 28 oz. bok choy
- 1 limón grande, jugo y ralladura
- 3/4 de taza de crema para batir pesada
- 1 taza de queso parmesano, recién rallado
- 1 cucharadita de pimienta

negra Indicaciones

1. Precaliente el horno a 3500F y engrase ligeramente un molde para hornear.
2. Vierta la crema sobre el bok choy uniformemente y rocíe con el jugo de limón.
3. Mezcle bien y transfiéralo al plato para hornear.
4. Cubra con queso parmesano, ralladura de limón y pimienta negra y colóquelo en el horno.
5. Hornee durante unos 30 minutos hasta que se dore ligeramente y retírelo del horno para servir caliente.

Cantidad nutricional por porción

Calorías 199

Grasa total 14.8g 19% Grasa saturada 9.3g 46%

Colesterol 51mg 17%

Sodio 398mg 17%

Carbohidratos totales 7.7g 3%
Fibra Dietética 2.5g 9% Azúcares Totales 2.7g

Proteína 12.7g

Repollo verde frito con mantequilla

Servicios: 4

Tiempo de preparación: 30 minutos Ingredientes

- 3 oz. de mantequilla
- Sal y pimienta negra, al gusto
- 25 oz. de repollo verde, rallado
- 1 cucharada de albahaca
- 1/4 cucharadita de hojuelas

de chile rojo Directions

1. Caliente la mantequilla en una sartén grande a fuego medio y agregue el repollo.
2. Saltee durante unos 15 minutos, revolviendo ocasionalmente, hasta que el repollo esté dorado.
3. Agregue la albahaca, las hojuelas rojas de chile, la sal y la pimienta negra y cocine durante unos 3 minutos.
4. Despacha a un tazón y sirve

caliente.

Cantidad nutricional por porción

Calorías 197

Grasa total 17.4g 22% Grasa saturada 11g 55% Colesterol 46mg 15%

Sodio 301mg 13%

Carbohidratos totales 10.3g 4%

Fibra dietética 4.5g 16%
Azúcares totales 5.7gProtein 2.5g

Crema de Limón Bok Choy

Servicios: 4

Tiempo de preparación: 45 minutos

ingredientes

- 28 oz. bok choy
- 1 limón grande, jugo y ralladura
- 3/4 de taza de crema para batir pesada
- 1 taza de queso parmesano, recién rallado
- 1 cucharadita de pimienta negra

Indicaciones

1. Precaliente el horno a 3500F y engrase ligeramente un molde para hornear.
2. Vierta la crema sobre el bok choy uniformemente y rocíe con el jugo de limón.
3. Mezclar bien y transferir a la cocción sodio 301mg 13% *vegano y vegetariano* plato.
4. Cubra con queso parmesano, ralladura de limón y pimienta negra y colóquelo en el horno.
5. Hornee durante unos 30 minutos hasta que se dore ligeramente y retírelo del horno para servir caliente.

Cantidad nutricional por porción

Calorías 199

Grasa total 14.8g 19% Grasa saturada 9.3g 46%

Colesterol 51mg 17%

Sodio 398mg 17%

Carbohidratos totales 7.7g 3% Fibra dietética 2.5g 9%

Azúcares totales 2.7g Proteína 12.7g

Brócoli y queso

Servicios: 4

Tiempo de

preparación: 20

minutos

Ingredientes

- 51/2 oz. de queso cheddar rallado
- 23 oz. de brócoli picado
- 2 oz. de mantequilla
- Sal y pimienta negra, al gusto
- 4 cucharadas de crema

agria Directions

1. Caliente la mantequilla en una sartén grande a fuego medio-alto y agregue brócoli, sal y pimienta negra.
2. Cocine durante unos 5 minutos y agregue la crema agria y el queso cheddar.
3. Cubra con la tapa y cocine durante unos 8 minutos a fuego medio-bajo.
4. Despacha a un tazón y sirve

caliente.

Cantidad nutricional por porción

Calorías 340

Grasa total 27.5g 35% Grasa saturada 17.1g 85%

Colesterol 77mg 26%

Sodio 384mg 17%
Carbohidratos totales 11.9g 4%

Fibra dietética 4.3g 15% Azúcares totales 3g Proteína 14.8g

Broccoli Gratin

Servicios: 4

Tiempo de preparación: 35 minutos Ingredientes

- 2 oz. de mantequilla salada, para freír
- 5 oz. de queso parmesano rallado
- 20 oz. de brócoli, en floretes
- 2 cucharadas de mostaza Dijon
- 3/4 de taza de crème

fraiche Directions

1. Precaliente el horno a 4000F y engrase ligeramente un molde para hornear.
2. Caliente la mitad de la mantequilla en una sartén a fuego medio-bajo y agregue el brócoli picado.
3. Saltee durante unos 5 minutos y transfiéralo a la bandeja para hornear.
4. Mezcle el resto de la mantequilla con mostaza Dijon y crème fraiche.
5. Vierta esta mezcla en el plato para hornear y cubra con queso parmesano.
6. Transfiéralo al horno y hornea durante unos 18 minutos.
7. Despacha a un tazón y sirve caliente.

Cantidad de nutrición por porción de calorías 338

Grasa total 27.4g 35% Grasa saturada 12.4g 62% Colesterol

56mg 19%

Sodio 546mg 24%

Carbohidratos totales 11.1g 4%

Fibra dietética 4g 14% Azúcares totales 2.5g Proteína 16.2g

RECETAS DE POLLO Y AVES DE CORRAL

Nuggets de pollo bajos en carbohidratos

Servicios: 6

Tiempo de preparación: 25 minutos

ingredientes

- 1/4 de taza de mayonesa
- 2 pechugas medianas de pollo
- 1 taza de harina de almendras blanqueada
- 2 cucharadas de aceite de oliva
- Sal marina y pimienta negra, al gusto

Indicaciones

1. Ponga el pollo en el agua salada durante unos 10 minutos.
2. Escurrirlo y cortar el pollo en trozos del tamaño de una pepita.
3. Ponga la mayonesa en un tazón y mezcle la harina de almendras, la sal marina y la pimienta negra en otro tazón.

4. Cubra cada pepita de pollo con mayonesa y drage en la mezcla de harina de almendras.
5. Caliente el aceite a fuego medio-alto en una sartén y agregue pepitas de pollo en una sola capa.
6. Cocine durante unos 3 minutos por lado hasta que estén dorados y sirvan.

Cantidad nutricional por porción

Calorías 283

Grasa total 20.4g 26% Grasa saturada 2.8g 14%

Colesterol 46mg 15%

Sodio 118mg 5%

Carbohidratos totales 6.3g 2% Fibra dietética 2g 7%

Azúcares totales 0.6g Proteína 18.2g

RECETAS DE DESAYUNO

Panqueque de coco de canela

Tiempo total: 15 minutos

Servicios: 1

ingredientes:

- 1/2 taza de leche de almendras
- 1/4 de taza de harina de coco
- 2 cucharadas de reemplazo de huevo
- 8 cucharadas de agua
- 1 stevia de paquete
- 1/8 cucharadita de canela
- 1/2 cucharadita de polvo de hornear
- 1 cucharadita de extracto de vainilla
- 1/8 cucharadita de sal

Indicaciones:

1. En un tazón pequeño, mezcle el reemplazo de huevo y 8 cucharadas de agua.
2. Agregue todos los ingredientes en el tazón de mezcla y revuelva hasta que se combinen.
3. Rocíe la sartén con spray de cocción y caliente a fuego

medio.

4. Vierta la cantidad deseada de masa sobre la sartén caliente y cocine hasta que se dore ligeramente.
5. Voltea el panqueque y cocina unos minutos más.
6. Sirva y disfrute.

Valor nutricional (Cantidad por porción): Calorías 110; Grasa 4,3 g; Carbohidratos 10.9 g; Azúcar 2,8 g; Proteína 7 g; Colesterol 0 mg;

Muffins de calabacín

Tiempo total: 35 minutos Sirve: 8

ingredientes:

- 1 taza de harina de almendras
- 1 calabacín rallado
- 1/4 de taza de aceite de coco, derretido
- 15 gotas de stevia líquida
- 1/2 cucharadita de bicarbonato de sodio
- 1/2 taza de harina de coco
- 1/2 taza de nuez picada
- 1 1/2 cucharadita de canela
- 3/4 de taza de compota de manzana sin endulzado
- 1/8 cucharadita de sal

Indicaciones:

1. Precalentar el horno a 325 F/ 162 C.
2. Rocíe la bandeja de muffins con spray de cocción y reserve.
3. En un tazón, combine el calabacín rallado, el aceite de coco y la stevia.
4. En otro tazón, mezcle la harina de coco, el bicarbonato de sodio, la harina de almendras, la nuez, la canela y la sal.

5. Agregue la mezcla de calabacín en la mezcla de harina de coco y mezcle bien.
6. Agregue la compota de manzana y revuelva hasta que esté bien combinada.
7. Vierta la masa en la bandeja de muffins preparada y hornee en el horno precalentado durante 25-30 minutos.
8. Sirva y disfrute.

Valor nutricional (Cantidad por porción): Calorías 229; Grasa 18,9 g; carbohidratos 12.5 g; Azúcar 3,4 g; Proteína 5,2 g; Colesterol 0 mg;

RECETAS DE ALMUERZO

Sopa de calabaza de tomate

Tiempo total: 25 minutos Sirve: 4

ingredientes:

- 2 tazas de calabaza cortada en cubos
- 1/2 taza de tomate picado
- 1/2 taza de cebolla picada
- 1 1/2 cucharadita de curry en polvo
- 1/2 cucharadita de pimentón
- 2 tazas de caldo de verduras
- 1 cucharadita de aceite de oliva
- 1/2 cucharadita de ajo picado

Indicaciones:

- En una cacerola, agregue el aceite, el ajo y la cebolla y saltee durante 3 minutos a fuego medio.
- Agregue los ingredientes restantes en la cacerola y lleve a ebullición.
- Reduzca el fuego y cubra y cocine a fuego lento durante 10 minutos.
- Puré la sopa usando una licuadora hasta que quede suave.
- Revuelva bien y sirva caliente.

Valor nutricional (Cantidad por porción): Calorías 70; Grasa 2,7 g; Carbohidratos 13.8g; Azúcar 6,3 g; Proteína 1,9 g; Colesterol 0 mg;

RECETAS PARA LA CENA

Coliflor al horno

Tiempo total: 55 minutos Sirve: 2

ingredientes:

- 1/2 cabeza de coliflor, cortada en floretes
- 2 cucharadas de aceite de oliva
- Para el condimento:
- 1/2 cucharadita de ajo en polvo
- 1/2 cucharadita de comino molido
- 1/2 cucharadita de pimienta negra
- 1/2 cucharadita de pimienta blanca
- 1 cucharadita de cebolla en polvo
- 1/4 cucharadita de orégano seco
- 1/4 cucharadita de albahaca seca
- 1/4 cucharadita de tomillo seco
- 1 cucharada de pimienta de Cayena molida
- 2 cucharadas de pimentón molido
- 2 cucharaditas de sal

Indicaciones:

1. Precalentar el horno a 400 F/ 200 C.

2. Rocíe una bandeja para hornear con spray de cocción y reserve.
3. En un tazón grande, mezcle todos los ingredientes del condimento.
4. Agregue el aceite y revuelva bien. Agregue la coliflor a la mezcla de condimentos de tazón y revuelva bien para cubrirla.
5. Esparce los floretes de coliflor en una bandeja para hornear y hornea en horno precalentado durante 45 minutos.
6. Sirva y disfrute.

Valor nutricional (Cantidad por porción): Calorías 177; Grasa 15,6 g; Carbohidratos 11.5 g; Azúcar 3,2 g; Proteína 3.1 g; Colesterol 0 mg;

RECETAS DE POSTRES

Caramelo de chocolate

Tiempo total: 10 minutos Sirve: 12

ingredientes:

4 oz de chocolate negro sin endulzar

- 3/4 de taza de mantequilla de coco
- 15 gotas de stevia líquida
- 1 cucharadita de extracto de vainilla

Indicaciones:

1. Derretir la mantequilla de coco y el chocolate negro.
2. Agregue los ingredientes al tazón grande y combine bien.
3. Vierta la mezcla en una sartén de silicona y colóquelo en el refrigerador hasta que esté listo.
4. Cortar en pedazos y servir.

Valor nutricional (Cantidad por porción): Calorías 157; Grasa 14.1 g; Carbohidratos 6.1 g; Azúcar 1 g; Proteína 2.3 g; Colesterol 0 mg;

RECETAS DE DESAYUNO

Tortilla de atún

El desayuno no estaría completo sin una tortilla saludable para comenzar el día con el pie derecho.

Tiempo total de preparación y cocción: 15 minutos

Nivel: Marcas para principiantes: 2 tortillas

Proteína: 28 gramos Carbohidratos netos:

4.9 gramos Grasa: 18 gramos

Azúcar: 1 gramo

Calorías: 260

Lo que necesita:

- 2 cucharadas de aceite de coco
- 1 pimiento verde medio, sin semillas y cortado en cubos
- 2 1/2 oz de atún enlatado, agua de manantial y drenado
- 1/4 cucharadita de sal
- 6 huevos grandes
- 1/8 cucharadita de pimienta

Pasos:

1. Derretir el aceite de coco en una sartén pequeña y freír la pimienta verde durante aproximadamente 3 minutos. Retirar del quemador.
2. Transfiera los pimientos a un plato y combine el atún hasta

que estén completamente juntos. Ajuste a un lado.

3. Batir los huevos, la sal y la pimienta en un plato separado mientras el aceite de coco se derrite en una sartén pequeña antiadherente.
4. Mueva la sartén para asegurarse de que toda la base esté recubierta de aceite y muy caliente.
5. Vacíe los huevos batidos en la sartén y use una espátula de goma para levantar el

   borde de los huevos cocidos en varias áreas para permitir que los huevos sin cocinar se calienten.
6. Una vez que haya una fina capa de huevo cocido creado, deje la sartén a fuego lento durante medio minuto para ajustarla completamente.
7. Recoge la mitad de los pimientos y el atún en un lado de los huevos. Utilice la espátula de goma para voltear los huevos cocidos para crear una tortilla.
8. Presione hacia abajo ligeramente hasta que la tortilla selle naturalmente y después de aproximadamente 1 minuto, muévase a una placa de servir.
9. Repita los pasos del 4 al 8 con la segunda tortilla.

Consejo para hornear:

Si no tiene una tonelada de tiempo por las mañanas, puede crear la tortilla llenando la noche anterior y refrigerar en un recipiente con tapa.

Consejo de variación:

Usted puede optar por decorar la parte superior de la tortilla con sal y pimienta adicionales al gusto o cebollinos picados.

RECETAS DE APERITIVOS

Huevos picantes endiablados

Esta receta clásica que es un elemento básico para cualquier picnic o fiesta tiene una patada que sus papilas gustativas apreciarán.

Tiempo total de preparación y cocción: 30 minutos Nivel: Principiante

Hace: 4 ayudas

Proteína: 6 gramos

Carbohidratos netos: 1,5 gramos de grasa: 7 gramos

Azúcar: 1 gramo

Calorías: 94

Lo que necesita:

- 1/4 cucharadita de pimienta de Cayena
- 2 huevos grandes, duros
- 1/8 cucharadita de condimento cajún
- 4 rebanadas finas de salchicha andouille
- 1 cucharadita de mostaza
- 2 cucharaditas de mayonesa, sin azúcar
- 1/8 taza de chucrut
- 1/4 cucharadita de pimentón

Pasos:

1. Llene una cacerola pequeña con 2 tazas de agua fría para cubrir los huevos.
2. Cuando el agua comience a hervir, ajuste el temporizador durante 7 minutos.
3. Después de que el temporizador se apague, escurra el agua y cubra los huevos con las 2 tazas restantes de agua fría.
4. Dore la salchicha en una sartén antiadherente hasta que esté crujiente. Retirar a un plato cubierto con toallas de papel.
5. Pelar y cortar los huevos en mitades largas y transferir las yemas en un plato.
6. Combine la mayonesa, la pimienta de Cayena, el condimento cajún y la mostaza hasta que quede suave.
7. Coloque una rebanada de la salchicha en el centro de cada huevo y coloque la mezcla encima de cada uno.
8. Desempolva la parte superior con pimentón y sirve.

RECETAS PARA LA CENA

Albóndigas de calabacín de pollo

Cuando quieras una cena fácil, estas albóndigas serán rápidas de hacer después de un duro
día en el trabajo.

Tiempo total de preparación y cocción: 25 minutos

Nivel: Principiante

Hace: 4 ayudas

Proteína: 26 gramos Carbohidratos netos:

2.4 gramos De grasa: 4 gramos

Azúcar: 1 gramo

Calorías: 161

Lo que necesita:

- 16 oz. de pechugas de pollo, deshuesados
- 1/2 cucharadita de semillas de apio
- 2 tazas de calabacín picado
- 1 huevo grande
- 2 dientes de ajo pelados
- 1/2 cucharada de sal

- 3 cucharaditas de orégano
- 1/2 cucharadita de pimienta
- 2 cucharadas de aceite de coco

Pasos:

2. Ajuste la temperatura de la estufa a 180° Fahrenheit. Coloque una sábana plana con forro para hornear y reserve.
3. Utilice una licuadora de alimentos pulse todos los componentes durante aproximadamente 3 minutos hasta que estén totalmente incorporados.
4. Disolver el aceite de coco en una sartén antiadherente.
5. Saca la carne y enrolla la mano en albóndigas de una pulgada.
6. Transfiéralo al aceite caliente y dore por cada lado durante aproximadamente 2 minutos.
7. Coloca las albóndigas en la sábana preparada y calienta durante unos 10 minutos.
8. ¡Sirva caliente y disfrute!

RECETAS INUSUALES DE COMIDAS

Chuletas de cordero mediterráneas

Pruebe el Mediterráneo con este

mezcla única de especias que realmente harán que su boca agua.

Tiempo total de preparación y cocción: 20 minutos

Nivel: Principiante

Hace: 4 ayudas (2 chuletas por porción) Proteína: 29 gramos

Carbohidratos netos: 1 gramo de grasa:

8 gramos

Azúcar: 1 gramo

Calorías: 164

Lo que necesita:

- 2 cucharaditas de jugo de limón
- 1/4 cucharadita de pimienta
- 14 oz. chuletas de lomo de cordero, recortadas y hueso en
- 1/2 cucharadita de aceite de oliva virgen extra
- 2/3 cucharadita de sal

- 1 1/2 diente de ajo, triturado
- 2 cucharaditas de Za'atar

Pasos:

1. Caliente la parrilla a una temperatura de 350° Fahrenheit.
2. Prepara las chuletas de cordero cepillando con ajo y aceite.
3. Espolvorea el jugo de limón por cada lado y desempolva con la sal, El Za'atar y la pimienta.
4. Asar a cada lado durante aproximadamente 4 minutos hasta que su crujiente deseada.

Consejo para hornear:

Alternativamente, puede asarse en la estufa durante unos 5 minutos a cada lado.

Si el condimento de Za'atar no está disponible, puedes hacer el tuyo.

Necesita los siguientes ingredientes:

- 1/3 cucharada de condimento de orégano
- 1/8 cucharadita de sal marina
- 1/3 cucharada de marjoram
- 1/8 cucharada de semillas de sésamo asadas
- 1/3 cucharada de tomillo
- 3 cucharadas de sumac

Guiso de cacahuete

Viniendo desde África, este es un plato popular que está lleno de grasas que te ayudarán a mantenerte en cetosis.

Tiempo total de preparación y cocción: 25 minutos

Nivel: Principiante

Hace: 4 ayudas

Proteína: 14 gramos Carbohidratos netos: 6

gramos De grasa: 26 gramos

Azúcar: 0 gramos

Calorías: 286

Lo que necesita:

Para el guiso:

- 16 oz. de tofu, extra firme y en cubos
- 1/4 cucharadita de sal
- 3 cucharadas de aceite de coco
- 1/8 cucharadita de pimienta
- 3 cucharaditas de cebolla en polvo
- 1/2 cucharada de jengibre, picado finamente

Para la salsa:

- 4 cucharadas de mantequilla de maní
- Caldo de verduras de 8 oz., calentado
- 1/2 cucharadita de cúrcuma
- 3 cucharaditas de sriracha
- 1 cucharadita de polvo de pimentón
- 4 oz. de tomates, triturados

- 1/2 cucharadita de comino

Pasos:

1. Caliente el caldo en una cacerola a fuego medio. Al hervir, retirar del quemador.
2. Mezcle la sriracha, la salsa de tomate, el comino, la cúrcuma, el caldo caliente, la mantequilla de maní y el pimentón en el plato de vidrio e integre completamente. Debe espesarse en una salsa. Ajuste a un lado.
3. Utilice una sartén antiadherente para disolver 2 cucharadas de aceite de coco.
4. Cuando la sartén esté caliente, vacíe los cubos de tofu y marrón en todos los lados tardando aproximadamente 4 minutos. Retirar del quemador y transferir a un plato de vidrio.
5. Combine el jengibre, la cebolla en polvo y la cucharada restante de aceite de coco en la sartén y caliente durante 3 minutos.
6. Vacíe el tofu dorado de nuevo en la sartén y continúe dorar durante 2 minutos adicionales. Distribuir en un tazón para servir.
7. Dispense la salsa sobre el tofu dorado y sirva inmediatamente.

Consejo de variación:

Usted puede decorar esta comida con media taza de cacahuetes asados secos si prefiere más sabor a cacahuete.

RECETAS DE POSTRES KETO

Barras de arándanos

Servicios: 4

Tiempo de preparación: 10 minutos Tiempo de cocción: 75 minutos

ingredientes:

- 1/4 de taza de arándanos
- 1 cucharadita de vainilla
- 1 cucharadita de jugo de limón fresco
- 2 cucharadas de eritritol
- 1/4 de taza de almendras en rodajas
- 1/4 de taza de hojuelas de coco
- 3 cucharadas de aceite de coco
- 2 cucharadas de harina de coco
- 1/2 taza de harina de almendras
- 3 cucharadas de agua
- 1 cucharada de semillas de chía

Indicaciones:

1. Precalentar el horno a 300 F/ 150 C.

2. Forre el plato para hornear con papel pergamino y reserve.
3. En un tazón pequeño, mezcle el agua y las semillas de chía. Reserva.
4. En un tazón, combine todos los ingredientes. Agregue la mezcla de chía y revuelva bien.
5. Vierta la mezcla en el molde para hornear preparado y extienda uniformemente.
6. Hornee durante 50 minutos. Retirar del horno y dejar enfriar por completo.
7. Cortar en barras y servir.

Por porción: Carbohidratos netos: 2.8g; Calorías: 136; Grasa total: 11.9g; Grasa saturada: 6.1g

Proteína: 3.1g; Carbohidratos: 5.5g; Fibra: 2.7g; Azúcar: 1.3g; Grasa 81% / Proteína 10% / Carbohidratos 9%

pastel

Tarta de fresa rápida y sencilla

Servicios: 10

Tiempo de preparación: 10 minutos Tiempo de cocción: 22 minutos

ingredientes:

- 5 claras de huevo
- 1/2 taza de mantequilla, derretida
- 1 cucharadita de polvo de hornear
- 1 cucharadita de vainilla
- 1 ralladura de limón rallado
- 1 1/2 taza de harina de almendras
- 1/3 taza de xilitol

Indicaciones:

1. Precalentar el horno a 375 F/ 190 C.
2. Rocíe la sartén con spray de cocina y reserve.
3. En un tazón, bate las claras de huevo hasta que estén espumosas.
4. Agregue el edulcorante y bata hasta que se formen picos suaves.
5. Agregue los ingredientes restantes excepto las fresas y doble

hasta que estén bien combinados.

6. Vierta la mezcla en la sartén preparada y cubra con fresas en rodajas.
7. Hornee en horno precalentado durante 20-22 minutos.
8. Sirva y disfrute.

Por porción: Carbohidratos netos: 3.9g; Calorías: 195; Grasa total: 17.7g; Grasa saturada: 6.4g

Proteína: 5.6g; Carbohidratos: 5.9g; Fibra: 2g; Azúcar: 0.9g; Grasa 81% / Proteína 11% / Carbohidratos 8%

Pastel de coco

Servicios: 8

Tiempo de preparación: 10 minutos Tiempo de cocción: 20 minutos

ingredientes:

- 2 oz de coco rallado
- 1/4 de taza de eritritol
    - 1/4 de taza de aceite de coco
    - oz de hojuelas de coco
    - 1 cucharadita de goma xanthan
    - 3/4 de taza de eritritol
    - 2 tazas de crema pesada

Indicaciones:

1. Agregue las escamas de coco, el eritritol y el aceite de coco en el procesador de alimentos y procese durante 30-40 segundos.
2. Transfiera las escamas de coco mezcladas en la sartén y esparce uniformemente.
3. Presione ligeramente la mezcla y hornee a 350 F/ 180 C durante 10 minutos.
4. Caliente la crema pesada en una cacerola a fuego lento.
5. Batir coco rallado, eritritol en polvo y goma xantana. Llevar a ebullición.
6. Retirar del fuego y dejar a un lado para enfriar durante 10 minutos.

7. Vierta la mezcla de relleno sobre la corteza y colóquelo en el refrigerador durante la noche.
8. Cortar y servir.

Por porción: Carbohidratos netos: 2.5g; Calorías: 206; Grasa total: 21.4g; Grasa saturada: 15,9 g

Proteína: 1.1g; Carbohidratos: 3.8g; Fibra: 1.3g; Azúcar: 1.7g; Grasa 93% / Proteína 3% / Carbohidratos 4%

Deliciosas tartas de natilla

Servicios: 8

Tiempo de preparación: 10 minutos Tiempo de cocción: 30 minutos ***Para la corteza:***

- 3/4 de taza de harina de coco
- 1 cucharada de desviación
- 2 huevos
- 1/2 taza de aceite de coco
- Pizca de sal
- Para natillas:
- 3 huevos
- 1/2 cucharadita de nuez moscada
- 5 cucharadas de desviación
- 1 1/2 cucharadita de vainilla
- 1 1/4 de taza de leche de almendras sin endulza

Indicaciones:

1. Para la corteza: Precalentar el horno a 400 F/ 200 C.
2. En un tazón, bate huevos, aceite de coco, edulcorante y sal.
3. Agregue la harina de coco y mezcle hasta que se forme la masa.
4. Agregue la masa en la sartén y esparce uniformemente.
5. Pincha la masa con un cuchillo.

6. Hornee en horno precalentado durante 10 minutos.
7. Para la natilla: Caliente la leche de almendras y la vainilla en una olla pequeña hasta que hierva a fuego lento.
8. Mezcle los huevos y el edulcorante en un tazón. Agregue lentamente la leche de almendras y bata constantemente.
9. Colar bien la natilla y verter en la base de tarta al horno.
10. Hornee en el horno a 300 F durante 30 minutos.
11. Espolvoree la nuez moscada en la parte superior y sirva.

Por porción: Carbohidratos Netos: 2.2g; Calorías: 175; Grasa total: 17.2g; Grasa saturada: 12.9g

Proteína: 3.8g; Carbohidratos: 2.9g; Fibra: 0.7g; Azúcar: 0.4g; Grasa 87% / Proteína 8% / Carbohidratos 5%

CARAMELO: PRINCIPIANTE

Caramelo de queso Mascarpone

Servicios: 10

Tiempo de preparación: 5 minutos Tiempo de cocción: 5 minutos

ingredientes:

- 1 taza de queso mascarpone, suavizado
- 1/4 de taza de pistachos picados
- 3 cucharadas de desviación
- 1/2 cucharadita de vainilla

Indicaciones:

1. En un tazón pequeño, agregue el giro, la vainilla y el mascarpone y mezcle hasta que quede suave.
2. Coloque los pistachos picados en un plato pequeño y poco profundo.
3. Hacer pequeñas bolas de mezcla de queso y rodar en pistachos picados.
4. Refrigere durante 1 hora.
5. Sirva y disfrute.

Por porción: Carbohidratos netos: 1.6g; Calorías: 53 Grasa Total: 3.9g; Grasa saturada: 2.1

Proteína: 3.1g; Carbohidratos: 1.8g; Fibra: 0.2g; Azúcar: 0.2g; Grasa 66% / Proteína 23% / Carbohidratos 11%

COOKIES: PRINCIPIANTE

intermedio:

Galletas de almendras de coconut

Servicios: 40

Tiempo de preparación: 5 minutos Tiempo de cocción: 10 minutos

ingredientes:

- 3 tazas de coco rallado sin endulzar
- 3/4 de taza de eritritol
- 1 taza de harina de almendras
- 1/4 de taza de leche de coco

Indicaciones:

1. Rocíe una bandeja para hornear con spray de cocción y reserve.
2. Agregue todos los ingredientes a un tazón grande y mezcle hasta que se combinen.
3. Hacer pequeñas bolas de la mezcla y colocar en una bandeja para hornear preparada y presionar ligeramente en forma de

galleta.

4. Colóquelo en nevera hasta que esté firme.
5. Sirva y disfrute.

Por porción: Carbohidratos Netos: 0.9g; Calorías: 71 Grasa Total: 6.3g; Grasa saturada: 4,4 g

Proteína: 1.2g; Carbohidratos: 2.4g; Fibra: 1.5g; Azúcar: 0.7g; Grasa 85% / Proteína 9% / Carbohidratos 6%

POSTRE CONGELADO: PRINCIPIANTE

Experto: Classic Citrus Custard

Servicios: 4

Tiempo de preparación: 10 minutos Tiempo de cocción: 10 minutos

ingredientes:

- 2 1/2 tazas de crema para batir pesada
- 1/2 cucharadita de extracto de naranja
- 2 cucharadas de jugo de lima fresco
- 1/4 de taza de jugo de limón fresco
- 1/2 taza de swerve
- Pizca de sal

Indicaciones:

1. Hierve crema de látigo pesado y edulcorante en una cacerola para 5-6

acta. Revuelva continuamente.

2. Retire la cacerola del fuego y agregue el extracto de naranja, el jugo de lima, el jugo de limón y la sal y mezcle bien.
3. Vierta la mezcla de natillas en ramekins.
4. Coloque ramekins en nevera durante 6 horas.
5. Sirva frío y disfrute.

Por porción: Carbohidratos netos: 2.7g; Calorías: 265; Grasa total: 27.9g; Grasa saturada: 17,4 g

Proteína: 1.7g; Carbohidratos: 2.8g; Fibra: 0.1g; Azúcar: 0.5g; Grasa 94% / Proteína 2% / Carbohidratos 4%

Helado de canela

Servicios: 8

Tiempo de preparación: 10 minutos Tiempo de cocción: 30 minutos

ingredientes:

- 1 yema de huevo
- 1/2 cucharadita de vainilla
- 3 cucharaditas de canela
- 3/4 de taza de eritritol
- 2 tazas de crema para batir pesada
- Pizca de sal

Indicaciones:

1. Agregue todos los ingredientes al tazón de mezcla y mezcle hasta que estén bien combinados.
2. Vierta la mezcla de helados en la heladería y revuelve helado de acuerdo con las instrucciones de la máquina.
3. Sirva y disfrute.

Por porción: Carbohidratos netos: 1.1g; Calorías: 113 Grasa Total: 11.7g; Grasa saturada: 7.1g

Proteína: 1g; Carbohidratos: 1.6g; Fibra: 0.5g; Azúcar: 0.1g; Grasa 93% / Proteína 3% / Carbohidratos 4%

RECETAS DE DESAYUNO

Pasta con salchicha y brócoli Rabe

Todo fuera: 50 min Preparación: 10 min

Inactivo: 15 min

Cocinero: 25 min

Rendimiento: 8 porciones

ingredientes

- 1 libra de rabo de brócoli, corte de hojas dañadas
- 2 cucharadas de agua
- Frankfurter italiano de 1/2 libra, cortado en cortes de un cuarto de pulgada
- sal
- 1 taza de bocados de pan gruesos y preparados, tostados, recorte discrecional
- 1 libra de orecchiette u otros fideos de pasta
- Pecorino Romano o Parmesano, mejora discrecional
- 4 a 5 dientes de ajo, escasamente cortado

dirección

1. Corta la raba de brócoli en trozos de 3 a 4 pulgadas,

deshaciendo los tallos. En una enorme olla de agua burbujeante rápidamente, blanquear la rabe de brócoli hasta que esté delicada y cocida, alrededor de 5 a 6 minutos. Antes de canalizar la rabia de brócoli, ahorre 1 taza de líquido de cocción. Canalice y lave la rabe de brócoli con agua del virus hasta que se haya enfriado. Esparce sobre una toalla para terminar con el agotamiento.

2. A continuación, cocinar la pasta en una enorme olla de agua burbujeante como se indica por el paquete

   hasta que todavía un poco firme.
3. Mientras la pasta se cocina, coloca 2 cucharadas de agua en una sartén fresca con ajo y perrito caliente y después de eso ir el calor a medio-bajo. Cocine, mezclándose de vez en cuando, hasta que el ajo sea brillante y la salchicha se cocine a través, alrededor de 5 a 7 minutos. Agua de brócoli de retención vacía en recipiente con frankfurter.
4. En el momento en que la pasta está cocida, canaliza y vuelve a ver en la olla en la que la cocinaste y sazona con sal. Vierta la salsa de perritos calientes sobre la pasta y mezcle en la rabe de brócoli cocido. Saborea y cambia los condimentos. Sirva de inmediato.
5. En el caso de que la Reina venga a cenar: Decorar con bocados de pan crujiente o pecorino romano potencialmente recién molido o cheddar parmesano

RECETAS DE ALMUERZO

pastel de calabaza

Tiempo de preparación: 8 horas Porciones:8

Valores nutricionales:

Grasa: 29 g.

Proteína: 7 g.

Carbohidratos: 9 g.

ingredientes:

Para la corteza

- 1 taza de nueces picadas
- 1 taza de harina de almendras
- 1/4 de taza de Erythritol
- 1/3 taza de mantequilla derretida

Para el relleno

- 1 lata de 14 onzas de puré de calabaza
- 1/2 taza de Erythritol
- 1 taza de crema pesada
- 6 yemas de huevo
- 1 cucharada de gelatina
- 1 cucharadita de extracto de vainilla
- 1 cucharadita de canela en polvo

- 1/4 cucharadita de jengibre molido
- 1/4 cucharadita de nuez moscada molida
- 1/4 cucharadita de clavo de tierra

Indicaciones:

- Mezcle bien. Empaque la mezcla en una sartén de 9 pulgadas.
- Combine todos los ingredientes para el relleno en una olla. Batir a fuego medio hasta que la mezcla empiece a espesar.
- Vierta el relleno en la corteza y refrigere durante la noche.

Muffin de hamburguesa con queso keto

Tiempo de cocción: 23 min Rendimiento: 9 muffins

Datos nutricionales: 96 calorías por muffin: Carbohidratos 3.7g, grasas 7g, y proteínas 3.9g.

ingredientes:

- 8 cucharadas de harina de almendras
- 8 cucharadas de harina de linaza
- 1 cucharadita de polvo de hornear
- 1/2 tspsalt
- 1/4 cucharadita de pimienta
- 2 huevos
- 4 cucharadas de crema agria

Llenado de hamburguesas:

- 1 libra de carne molida
- 2 cucharadas de pasta de tomate
- Sal, pimienta, cebolla en polvo, ajo en polvo al gusto

Coberturas:

- oz de queso cheddar
- 1 pepinillo cortado en rodajas

- 2 cucharadas de ketchup
- 2 cucharadas de mostaza

Pasos:

1. Caliente el horno a 175 C.
2. Combinar: carne molida + condimento + sal + pimienta. Freír
3. Mezcle los ingredientes secos: harina de almendras + harina de linaza + polvo de hornear + sal + pimienta.
4. Poner allí:crema agria + huevos
5. Coloque la masa en las tazas de silicona para hornear, engrasada. Deja un poco de espacio en la parte superior.
6. Pon la carne molida en la parte superior de la masa.
7. Hornee durante 20 minutos.
8. Saque del horno y coloque el queso en la carne molida. Hornee durante 3 minutos más.
9. Pon la cobertura y disfruta.

RECETAS DE APERITIVO

Bollos de nueces con queso

Porciones: 6-8

Tiempo de cocción: 35 minutos

Nutrientes por porción: Calorías: 102 | Grasas: 14,1 g | Carbohidratos: 2,6 g | Proteínas: 20 g

ingredientes:

- 1/2 taza de harina de almendras
- 1/4 de taza de semillas de sésamo
- 1/4 de taza de semillas de girasol
- 1 cucharada de psyllium
- 3 huevos
- 1 1/2 taza de queso rallado
- 1 cucharadita de polvo de hornear

Proceso de cocción:

1. El horno se precalenta a 200°C (400°F).
2. En un tazón, batir los huevos por una batidora hasta masa densa. Agregue el queso y los ingredientes secos, mezcle bien. Deje la masa durante 10 minutos.
3. Cubra la bandeja para hornear con pergamino. Prepara los bollos pequeños y ponlos en una bandeja para hornear.

4. Hornee en el horno durante 18 minutos.

Bollos con nueces

Porciones: 4

Tiempo de cocción: 40 minutos

Nutrientes por porción: Calorías: 165 | Grasas: 23,1 g | Carbohidratos: 4,5 g | Proteínas: 18 g

ingredientes:

- 5 huevos
- 3 cucharadas de harina de almendras
- 3 cucharadas de harina de coco
- 1 1/2 cucharada de psyllium
- 2 cucharadas de mantequilla
- 1/2 taza de yogur
- 1/2 taza de parmesano rallado
- 2 cucharaditas de polvo de hornear
- 1/2 taza de nueces
- 1/2 cucharada de comino (para decoración)

Proceso de cocción:

1. El horno se precalenta a 190°C (375°F).
2. En un tazón, batir los huevos por una batidora hasta la uniformidad. Agregue la mantequilla suave, los ingredientes secos, el yogur y las nueces trituradas. Mezcle bien. Agregue el parmesano rallado. Deje la

masa durante 10 minutos.

3. Haz los bollos redondos con las manos mojadas y ponlos en la bandeja para hornear cubierta con pergamino.
4. Sazona con comino y hornea en el horno durante 20 minutos.

Bollos con semillas de amapola

Porciones: 1-2

Tiempo de cocción: 10 minutos

Nutrientes por porción: Calorías: 89 | Grasas: 13 g | Carbohidratos: 3 g | Proteínas: 7,1 g

ingredientes:

- 1 cucharada de harina de almendras
- 1 cucharada de harina de coco
- 1 cucharadita de mantequilla
- 1/2 cucharadita de polvo de hornear
- 1 huevo
- 1 cucharada de crema
- 1/2 cucharadita de semillas de amapola
- Una pizca de sal

Proceso de cocción:

1. Engrase la forma de hornear silicona.
2. Añade el huevo y la crema. Mezcle todo hasta la uniformidad.
3. Vierta la masa en forma y colótelo en un microondas durante 3 minutos.
4. Corta bollos listos por la mitad y fríe en una sartén seca durante 1 minuto.

Pan indio con verduras

Porciones: 6-8

Tiempo de cocción: 75 minutos

Nutrientes por porción: Calorías: 94 | Grasas: 17 g | Carbohidratos: 4,6 g | Proteínas: 4,5 g

ingredientes:

- 2/3 taza de harina de coco
- 2 cucharadas de psyllium
- 1/2 taza de aceite de coco
- 2 1/2 cucharada de salvado
- 1 1/2 cucharadita de polvo de hornear
- 2 tazas de agua
- 1/2 cucharadita de sal
- Un montón de cilantro fresco
- 1/4 de taza de mantequilla

Proceso de cocción:

1. Mezcle todos los ingredientes secos y agregue el aceite de coco derretido en el codo. Hierva el agua, agregue a la masa y amase la masa. Déjalo durante 5 minutos.
2. Divida la masa en 8 piezas redondas. Enrolla cada pieza en un pastel plano delgado. Freír en una sartén con aceite de coco.

Pon pasteles planos en un plato. Derretir la mantequilla, y cortar el cilantro. Lubrique el pan con mantequilla y espolvoree con verduras.

cena

Experto: Pan microondas

Tamaño de la porción: 4 rondas pequeñas

Valores nutricionales: 2 g de carbohidratos netos; 3.25 g Proteínas; 13 g de grasa;132 calorías

ingredientes:

- Harina de almendras - .33 tazas
- Sal - .125 cucharaditas
- Polvo de hornear - .5 cucharaditas
- Ghee derretido – 2,5 cucharadas.
- Huevo batido – 1
- Aceite – spritz para la taza

Indicaciones:

1. Engrase una taza con el aceite. Combine todas las fijaciones en un plato de mezcla y vierta en la taza. Pon la taza en el microondas. Establezca el temporizador utilizando el ajuste alto durante 90 segundos.
2. Transfiera la taza a un espacio de refrigeración durante 2-3 minutos. Retire suavemente del pan y corte en 4 porciones.

Pan Paleo – Estilo Keto

Porciones: 1 pan – 10 rebanadas

Valores nutricionales: 9,1 g De carbohidratos netos; 10,4 g Proteínas; 58,7 g de grasa; 579,6 calorías

ingredientes:

- Aceite de oliva - .5 tazas (+) 2 cucharadas.
- Huevos – 3
- Leche de almendras/agua - .25 tazas
- Harina de coco - .5 tazas
- Bicarbonato de sodio – 1 cucharadita.
- Harina de almendras – 3 tazas
- Polvo de hornear – 2 cucharaditas.
- Sal - .25 cucharaditas.
- También se necesita: Sartén – 9 x 5 pulgadas

Indicaciones:

1. Caliente el horno a 300ºF. Rocíe ligeramente la sartén con aceite de oliva.
2. Combine todas las fijaciones secas y mezcle con la masa húmeda para preparar la masa.
3. Vierta en la sartén engrasada y hornee durante 1 hora.
4. Enfriar y cortar.

Pan de semillas de sésamo

Porciones: 6

Valores nutricionales: 1 g Carbohidratos Netos ;7 g Proteínas; 13 g de grasa; 100 calorías

ingredientes:

- Semillas de sésamo – 2 cucharadas.
- Polvo de cáscara de psyllium – 5 cucharadas.
- Sal marina - .25 cucharaditas.
- Vinagre de manzana – 2 cucharaditas.
- Polvo de hornear – 2 cucharaditas.
- Harina de almendras – 1,25 tazas
- Agua hirviendo – 1 taza
- Claras de huevo – 3

Indicaciones:

1. Caliente el horno para llegar a 350°F. Spritz una lata para hornear con un poco de spray de aceite de cocina. Poner el agua en una cacerola para hervir.
2. Combine el polvo de psyllium, las semillas de sésamo, la sal marina, el polvo de hornear y la harina de almendras.
3. Agregue el agua hervida, el vinagre y las claras de huevo. Utilice un mezclador de manos (menos de 1 min.) para combinar. Coloque el pan en la sartén

preparada.

4. Sirva y disfrute en cualquier momento después de hornear durante 1 hora.

EL ALMUERZO DE KETO

Aguacate cremoso y tocino con ensalada de queso de cabra

La ensalada mejora cuando el aguacate y el queso de cabra que anhelan se combinan con tocino crujiente y nueces crujientes. Rápido y bueno para el almuerzo o la cena.

Consejo de variación: use diferentes hierbas frescas en el aderezo.

Tiempo de preparación: 10 minutos Tiempo de cocción: 20 minutos Sirve 4

Lo que hay en él

ensalada:

- Queso de cabra (1 tronco de 8 onzas)
- Bacon (.5 libras)
- Aguacates (2 qty)
- Nueces tostadas o pacanas (.5 tazas)
- Rúcula o espinaca bebé (4 onzas)

apósito:

- Medio limón, jugo
- Mayonesa (.5 tazas)

- Aceite de oliva virgen extra (.5 tazas)
- Crema de batir pesada (2 T)
- Sal kosher (al gusto)
- Pimienta molida fresca (al gusto)

Cómo se hace

1. Forre un molde para hornear con papel pergamino.
2. Precalentar el horno a 400 grados F.
3. Corta el queso de cabra en rondas de media pulgada y ponlo en un molde para hornear. Colocar en un estante superior en horno precalentado hasta

   Dorado.
4. Cocine el tocino hasta que esté crujiente. Picar en pedazos
5. Corta el aguacate y colóquelo en verduras. Cubra con trozos de tocino y agregue rondas de queso de cabra.
6. Pica nueces y espolvorea en la ensalada.
7. Para aderezo, combine el jugo de limón, la mayonesa, el aceite de oliva virgen extra y la crema para batir. Licúe con encimera o licuadora de inmersión.
8. Sazona al gusto con sal kosher y pimienta molida fresca.

Carbohidratos netos: 6 gramos De

grasa: 123 gramos

Proteína: 27 gramos

Azúcares: 1 gramo

KETO EN LA CENA

Filete de minutos con champiñones y mantequilla de hierbas

Esta cena se reúne rápido. Perfecto para las noches de semana ocupadas.

Consejo de variación: prueba con cualquiera de tus verduras favoritas.

Tiempo de preparación: 10 minutos Tiempo de
cocción: 20 minutos Sirve 4

Lo que hay en él

Para filetes:

- Filetes minuciosos (8 qty)
- Palillos de dientes (8 qty)
- Queso Gruyere, cortado en palos (3 onzas)
- Sal kosher (al gusto)
- Pimienta molida fresca (al gusto)
- Mantequilla (2 T)
- Puerros (2 qty)
- Champiñones (15 onzas)

- Aceite de oliva virgen extra (2 T)
- Para la mantequilla de hierbas:
- Mantequilla (5 onzas)
- Dientes de ajo picados (1 qty)
- Ajo en polvo (.5 T)
- Perejil picado (4 T)
- Jugo de limón (1 t)
- Sal kosher (.5 t)

Cómo se hace

1. Combine todos los ingredientes de mantequilla de hierbas en un tazón de vidrio. Reserva durante al menos 15 minutos.
2. Corta puerros y champiñones. Saltee en aceite de oliva virgen extra hasta que se dore ligeramente. Sazona con sal y pimienta. Retirar de la sartén y mantener caliente.
3. Sazona filetes con sal y pimienta. Coloca un palo de queso en el centro y enrolla filetes, asegurándola con un palillo de dientes.
4. Saltee a fuego medio durante 10 a 15 minutos.
5. Vierta jugos de sartén en verduras.
6. Prepara filetes y verduras y sirve con mantequilla de hierbas.

Carbohidratos netos: 6 gramos

Grasa: 89 gramos

Proteína: 52 gramos

Azúcares: 2 gramos

CPSIA information can be obtained
at www.ICGtesting.com
Printed in the USA
LVHW081040170621
690125LV00015BA/60

9 781802 971385